BEI GRIN MACHT SICH IHR
WISSEN BEZAHLT

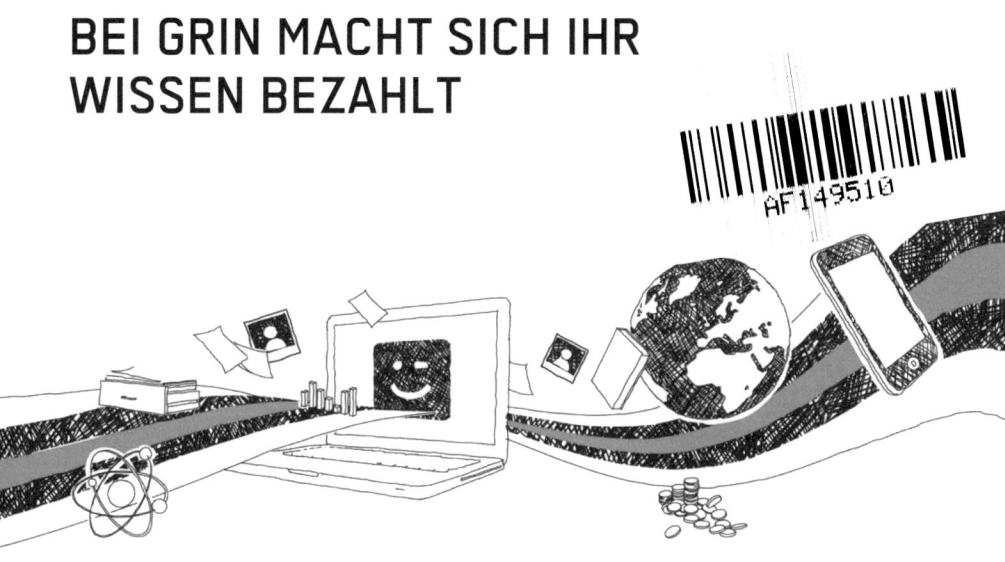

- Wir veröffentlichen Ihre Hausarbeit, Bachelor- und Masterarbeit

- Ihr eigenes eBook und Buch - weltweit in allen wichtigen Shops

- Verdienen Sie an jedem Verkauf

Jetzt bei www.GRIN.com hochladen und kostenlos publizieren

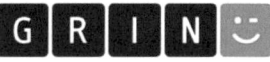

Metakognitive Therapie. Verbessert Metakognitive Therapie die alltagspraktischen Fähigkeiten von an Schizophrenie erkrankter Menschen?

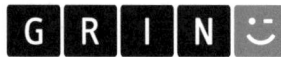

Bibliografische Information der Deutschen Nationalbibliothek:

Die Deutsche Nationalbibliothek verzeichnet diese Publikation in der Deutschen Nationalbibliografie; detaillierte bibliografische Daten sind im Internet über http://dnb.d-nb.de abrufbar.

ISBN: 9783346719959
Dieses Buch ist auch als E-Book erhältlich.

© GRIN Publishing GmbH
Nymphenburger Straße 86
80636 München

Druck und Bindung: Books on Demand GmbH, Norderstedt Germany
Gedruckt auf säurefreiem Papier aus verantwortungsvollen Quellen

Das Buch bei GRIN: https://www.grin.com/document/1268753

Metakognitive Therapie

Verbessert Metakognitive Therapie die Alltagspraktischen Fähigkeiten Schizophrenie erkrankter Menschen?

Fachhochschule der Diakonie (FHdD)

Studiengang Psychische Gesundheit/ Psychiatrische Pflege

Modul 11 Psychosoziale Interventionen

Abgabetermin 16.12.2020

Inhaltsverzeichnis

1. Einleitung

Erkrankungen aus dem Schizophrenen Formenkreis stellen keine der größten Volkskrankheiten dar. Nur circa 1% der Weltweiten Bevölkerung leiden darunter und jährlich erkranken weltweit circa 100000 Menschen daran, doch gehören sie zu den schwersten psychiatrischen Erkrankungen (Robert Koch Institut, 2010). Doch auch bei im Vergleich geringer Zahl Erkrankter, hat eine Erkrankung aus dem Schizophrenen Formenkreis eine erhebliche Auswirkung auf Betroffene (ebd.).

75-98% aller Menschen mit einer Erkrankung aus dem schizophrenen Formenkreis leiden an Beeinträchtigungen in unterschiedlichen Kognitiven Bereichen (Müller & Roder, 2017). Nach Angaben der Behandlungsleitlinie Schizophrenie wurde hinsichtlich der Schizophrenieerkrankung die „Beeinträchtigung kognitiver Funktionen […] in etlichen Studien nachgewiesen" (DGPPN, 2006, S.122). Bei Erkrankungen aus dem Schizophrenen Formenkreis beschreibt Häfner (2017) „das inhaltliche Denken ist häufig gestört, etwa im Sinne ungewöhnlicher Denkinhalte und irrationaler Überzeugungen, die als Wahn bezeichnet werden, oder im Sinne subjektiver Störungen des Denkvorgangs" (S.29). Auf Grund diverser Nebenwirkungen von Neuroleptika und mangelnder Krankheitseinsicht, führt es vermehrt zu, dass Patienten eine medikamentöse Therapie ablehnen oder abbrechen (Lincoln, 2006). Eine Medikamentöse Behandlung bildet in Kombination mit anderen Behandlungsansätzen eine wichtige Bewältigungsstrategie für Patienten (ebd.).

Da soll die dritte Welle der Verhaltenstherapie greifen, die Metakognitive Therapie für Psychose und die individualisierte Metakognitive Therapie+ (Simons, 2014). „…nicht die Gedanken sind von Bedeutung, sondern die Reaktionen der Person darauf" (ebd.). Metakognitive Therapie soll die Entstehung von Erkrankungen aus dem Schizophrenen Formenkreis reflektieren und dabei helfen, Denkverzerrungen und Wahnideen zu korrigieren (Moritz, Veckenstedt, Randjbar & Vitzthum, 2011).

Ziel dieser Arbeit ist es aufzuzeigen, ob Patienten mit einer Erkrankung aus dem schizophrenen Formenkreis durch metakognitive Therapie eine geringere Einschränkung in ihren Alltagspraktischen Fähigkeiten erleben.

Im ersten Teil der vorliegenden Ausarbeitung werden theoretische Grundlagen zu Schizophrenie und Metakognitiver Therapie dargestellt und erläutert.

Im Weiteren erfolgt eine Erläuterung der Fragestellung, der methodischen Vorgehensweise zur Datenerhebung sowie einer objektiven Ergebnisdarstellung.

In einer anschließenden Diskussion werden die ermittelten Ergebnisse einer kritischen Wertung unterzogen.

Den Abschluss dieser Ausarbeitung bildet eine Zusammenfassung der Kernaussagen sowie ein Ausblick zur Bedeutung der Metakognitiven Therapie bei Erkrankungen aus dem Schizophrenen Formenkreis.

2.   Theorie

2.1.   Schizophrenie

,,Schizophrene Psychosen gehören zu den schwersten psychiatrischen Erkrankungen'' (Hahlweg, 2018, S. 408). Laut WHO ICD-10- Kapitel V (F) (2013) werden Schizophrene Störungen (F.20) durch Grundlegende und Ausgeprägte Störungen des Denkens und der Wahrnehmung oder verflachter Affekte charakterisiert.

Laut Lincoln (2006) ist die Schizophrenie unterteilt in mehrere Stadien, welche mit verschiedenen Symptomen gekennzeichnet sind.

Die erste Phase, die Prodromalphase, tritt nicht bei allen Erkrankten auf und kann einem Ausbruch voraus gehen, sie ist gezeichnet durch ein Absinken des Leistungsniveaus (ebd.). Es ist der Zeitraum von Beginn erster psychischer Veränderungen und negativer Symptome bis zum durchgängigen Auftreten von psychotischen positiven Symptomen.

Die zweite Phase, die Floride Phase, zeigt dominierende Symptome wie Wahn, Halluzination und formale Denkstörungen (ebd.).

Die dritte Phase, die Postakute Phase, weist Antriebslosigkeit und sozialen Rückzug auf (ebd.).

Die verschiedenen Phasen sind in der Regel von unterschiedlicher Intensität und Dauer, wobei ein Verbleiben in einer Phase durchaus möglich ist.

Aufgrund diverser Erscheinungsformen, spricht man nicht nur von einer Schizophrenie, sondern auch von Erkrankungen aus dem schizophrenen Formenkreis oder Schizophrenien (Reuter, 2019). Bei einer günstigen Prognose gibt es kurze Episoden und diese nur einmal im Leben (Häfner, 2017). Häufiger kommt es zu unregelmäßig wiederkehrenden Rückfällen mit Symptomfreien Intervallen und seltener zu einem chronischen Verlauf (ebd.).   In internationalen Studien wird angegeben, dass das Risiko einer Person im Laufe ihres Lebens an einer Schizophrenie zu erkranken bei 4.8-7,2 pro 1000 Einwohner liegt, dies nennt man die Lebenszeitprävalenz (Deutsche Gesellschaft für Psychiatrie und Psychotherapie, Psychosomatik und Nervenheilkunde, 2019)

Mit einer Wahrscheinlichkeit von 80-90%, ist das signifikanteste Symptom die Wahnphänomene, sie beginnen als fixe Idee und manifestieren sich zu Wahnvorstellungen (Lincoln, 2006). Häfner (2017) beschreibt, ,,das inhaltliche Denken ist häufig gestört, etwa im Sinne ungewöhnlicher Denkinhalte und irrationaler Überzeugungen, die als Wahn bezeichnet werden, oder im Sinne subjektiver Störungen des Denkvorgangs" (S.29).

Das Zweithäufigste charakteristische Symptom mit einer 60% Wahrscheinlichkeit ist die akustische Halluzination, welche als sehr belastend wahrgenommen werden können und nicht selten zu Suizidversuchen führt (Lincoln, 2006). ,,Am häufigsten werden von den Kranken akustische Halluzinationen berichtet, vor allem das deutliche hören menschlicher Stimmen, die in der Regel bestimmten Personen zugeordnet werden und meist affektiv besetzte Inhalte wie Weisungen, Anklagen, Kritik oder Befehle zum Ausdruck bringen" (Höfner, 2017, S.30).

Symptome einer Schizophrenie werden unterteilt in Positiv- und Negativsymptomatik (Hahlweg, 2018).
Unter Positivsymptomatik versteht man alles was zum Durchschnittserleben hinzu kommt, was für Außenstehende nicht oder nur schwer nachzuvollziehen ist (ebd.). So zum Beispiel Halluzinationen, Wahnvorstellungen motorische Anomalien, abnorme Sprache, sowie extravagantes Verhalten.
Dagegen zeigt sich bei der Negativsymptomatik eine affektive Verflachung, Abulie (Unentschlossenheit mit fehlendem Willensantrieb) und Apathie (Reduktion von zielgerichteten Verhalten), sowie Anhedonie (Verminderung Freude und positive Reaktionen zu empfinden) und Rückzug in sozialen Beziehungen (ebd.).

Die Diagnose an einer Erkrankung aus dem schizophrenen Formenkreis erkrankt zu sein wird nach bestimmten Kriterien gestellt, welche an die festgelegte Definition angelehnt sind (Hammer & Plößl, 2015). Die Weltgesundheitsorganisation legt ein Klassifikationssystem für Erkrankungen fest, die internationale Klassifikation der Krankheiten, anhand dessen ist die Schizophrenie als ICD 10 Kapitel V F20 klassifiziert (WHO, 2013).

Die Hintergründe einer Erkrankung aus dem Schizophrenen Formenkreis können vielfältig sein, es gibt nie eine einfache Ursache, zum einen steht das Vulnerabilitäts-Stress-Bewältigungs-Modell, einige Menschen haben eine höhere Krankheitsbereitschaft, wenn zudem noch belastende Faktoren (Stressoren) auftreten (Hammer & Plößl, 2015). Genetische, Körperliche und Psychosoziale Faktoren können auch eine Rolle spielen (ebd.).

2.1.1. Wahn und Halluzination

Aufgrund ihrer Wichtigkeit für das Therapieprogramm findet in diesem Kapitel noch einmal eine genaue Vorstellung von Wahn und Halluzination statt.

> Eine falsche Überzeugung aufgrund unrichtiger Schlussfolgerungen über äußere Realität. Diese wird fest beibehalten, trotz abweichender Ansichten fast aller anderen Personen und trotz aller unwiderlegbaren und klaren Beweise des Gegenteils. Die Überzeugung wird nicht von den Angehörigen desselben Kulturkreises oder derselben kulturellen Gruppe geteilt (ist also z.B. kein religiöser Glaubensinhalt).

> Moritz, Veckenstedt, Randjbar & Vitzthum, 2011, S.16, zitiert nach APA, 2003

Wahn entsteht laut Studien nicht von heute auf Morgen, es ist ein schleichender Prozess und in der Regel vergehen Tage bis Monate bis aus einer fixen Idee ein manifester Wahn wird (Moritz, Veckenstedt, Randjbar & Vitzthum, 2011). Abweichende Wahrnehmungs- oder Aufmerksamkeitsprozesse tragen zu einer Entwicklung des Wahns bei (Lincoln, 2006).

Nach diversen Studien, unter anderem die Pionierarbeit von Corcoran, Mercer & Frith (1995) zeigte, dass sich Menschen mit einer Erkrankung aus dem Schizophrenen Formenkreis nicht in andere Menschen hineinversetzen können und Absichten anderer nur schlecht einschätzen können (ebd.). Andere Studien zeigen, dass es eine Verbindung zwischen negativen Gedanken auf sich selbst und Wahnhaften Überzeugungen gibt (ebd.).

Es besten vier Formen des Wahns, als erstes die Wahnstimmung, die Umwelt hat sich verändert für den Betroffenen und der Betroffene erlebt es entweder als positiven Effekt der Euphorie oder als unheimlich in einer Atmosphäre der Erwartungsspannung (Moritz, Veckenstedt, Randjbar & Vitzthum, 2011). Die Wahnwarnehmung zeigt, dass normale Eindrücke abnormal gedeutet werden (ebd.). Als Wahneinfall bezeichnet man, schlagartig auftretende wahnhafte Überzeugungen (ebd.). Als letztes die fixe Idee, Gedanken, die Patienten nicht loslassen und beständig bedrücken (ebd.).

4

Als die drei Kernmerkmale des Wahns stehen, Überzeugung, Unkorrigierbarkeit und Unmöglichkeit des Inhalts (Lincoln, 2006).

Halluzinationen werden nach Hammer & Plößl (2015) als Wahrnehmungstäuschung beschrieben und diese werden von fremden Personen nicht wahrgenommen. Besonders charakteristisch bei Halluzinationen sind Stimmen, welche oft nur als Stimmengewirr wahrgenommen werden oder aber die Personen direkt ansprechen oder über ihn sprechen (dialogisierende Stimmen), kommentieren (kommentierende Stimmen) oder auch Befehle (imperative Stimmen) geben, dies kann zur Gefahr für die Person oder andere werden (Hahlweg, 2018).

2.2. Alltagspraktische Fähigkeiten

Schon die alten Griechen haben herausgefunden, dass die Menschen eine "Díaita" (im deutschen "Diät") befolgen sollen, wobei der Tagesablauf der Gesunderhaltung der Menschen gewidmet wird (Grasberger, 2015). Die menschlichen Aktivitäten haben Auswirkungen auf die menschliche Entwicklung und Gesundheit (ebd.).

Die heutigen Aktivitäten des täglichen Lebens wurden schon 1963 geprägt von Virgina Henderson und 1983 von Nancy Roper und Sr. Liliane Juchli, durch das Modell der 14 Grundbedürfnisse des Lebens, die Aktivitäten des täglichen Lebens oder activities of living (AL) (ebd.).

Mit diesen Modellen steht der Pflege eine Ordnungsstruktur zur Verfügung, die ganzheitlich gesehen werden soll und nicht nur technisch umgesetzt werden darf (ebd.). Sie bezeichnen letztlich die Summe der Ressourcen, die einem Menschen zur positiven Bewältigung seines Alltags, zur Verfügung stehen. Es sind Maßnahmen, die dazu beitragen, beeinträchtige Aktivitäten zu erhalten oder im Rahmen der Ressourcen wiederherzustellen, Symptome zu lindern oder die Zunahme zu verhindern.

Abderhalden (2018) beschreibt ,,Lebensaktivitäten sind Tätigkeiten, die alle Menschen zur Lebensbewältigung ausüben, wie z.B. Atmen, Essen und Trinken, Ausscheiden oder Kommunizieren" (S.69)

3. Metakognitive Therapie

3.1. Grundlagen

„Das Denken über das Denken fördern" (Moeller & Moritz, 2015, S.6). Metakognition soll erkrankte Menschen dazu bewegen über ihr Denken nachzudenken (ebd.). Metakognition leitet sich ab von „meta", wörtlich übersetzt „über" und „Kognition", wörtlich übersetzt „denken" (Simons, 2014).

Prof. A. Wells legte schon 1994 den theoretischen Grundstein für das Informationsverarbeitungsmodell der Metakognition (Korn, o.J.). Es gehört zu der dritten Welle der Verhaltenstherapie und hat das Ziel die Metakognitive Überzeugung erkrankter Menschen zu verändern und Strategien zu entwickeln mit negativen Gedanken umzugehen (ebd.). Metakognitive Therapie (MKT) zielt auf die spezifisch eingeschränkten Denkprozesse erkrankter Menschen ab (Moeller & Moritz, 2015, S.1).

> Ob eine Person als Reaktion auf den automatischen Gedanken „Ich bin ein Versager" beginnt, ausgiebig zu grübeln oder sich stattdessen rational Möglichkeiten überlegt, wie sie beim nächsten Mal einen Misserfolg vermeiden kann und erste Maßnahmen in diese Richtung ergreift, liegt an den vorhandenen Metakognitionen einer Person.

> (Korn, o.J., o.S.)

Menschen mit einer Erkrankung aus dem schizophrenen Formenkreis leiden unter diversen Beeinträchtigungen der Denkstile und kognitiven Prozesse (Moeller & Moritz, 2015). Sie leiden zum Beispiel unter Attributionsverzerrung, voreiligem Schlussfolgern, Korrigierbarkeit (trotz wiedersprechender Informationen keine Korrektur der Aussage), Theory of Mind (Sich in andere Menschen hineinzuversetzen), Urteilssicherheit, Selbstwert und Stimmung (ebd.).

2005 wurde die Metakognitive Therapie für schizophrene Patienten veröffentlicht, welche zunächst als Gruppentraining entworfen wurde und 8 Traininseinheiten beinhaltet (Moritz, Veckenstedt, Randjbar & Vitzthum, 2011). Aus diesem Gruppenansatz entwickelte sich im Laufe der Jahre die Metakognitive Therapie+ (MKT+), es ist individualisierbar und autonom (ebd.). Jede Erkrankung aus dem Schizophrenen Formenkreis zeigt andere Symptome und das MKT+ geht auf individuelle Wahnthemen ein (ebd.). Es arbeitet sich von der kognitiven Verzerrung zu den psychotischen Symptomen vor und arbeitet so an einer Rückfallprohylaxe (ebd.).

Ziel beider Therapieangebote ist es Personen mit einer Erkrankung aus dem Schizophrenen Formenkreis zu unterstützen, ihre metakognitiven Mechanismen funktional zu beeinflussen (Moeller & Moritz, 2015).

3.2. Durchführung Metakognitive Therapie

Metakognitive Therapie ist ein Gruppentherapieprogramm und wird in 8 Einheiten eingeteilt, welches zweimal die Woche stattfinden und 45-60 Minuten dauern soll (Moeller & Moritz, 2015). Pro Trainingseinheit wird ein spezifischer dysfunktionaler Denk- und Attributionsstil mit einer Power Point Präsentation bearbeitet (ebd.).

Zunächst beginnt es mit der Attribution, Patienten sehen eine Situation und drei verschiedene Erklärungsmöglichkeiten zu dieser Situation um zu lernen, dass es nicht nur eine richtige Erklärung geben muss, sondern dass es auch mehrere Möglichkeiten geben kann (ebd.). Ein Beispiel von Moeller & Moritz (2015),,Leute verstummten als ich den Raum betrat. Erklärungsmöglichkeiten: ,,Die beobachten mich, denen kann ich nicht trauen" (extern), ,,Ich habe mich auffällig verhalten" (intern), ,,Die Entspannungsgruppe hat grade begonnen" (situativ).

Die zweite Einheit ist das Voreilige Schlussfolgern, es werden zweideutige Bilder gezeigt und Patienten lernen, dass fehlende Informationen zu voreiligem Schlussfolgern verleiten und sich Situationen mit neuen Informationen anders einschätzen lassen (ebd.).

In der dritten Trainingseinheit übt man spielerisch die Korrigierbarkeit, es wird eine Bilderreihe in umgekehrter Reihenfolge gezeigt und Patienten können nach jedem Bild bei dem sie neue Informationen erhalten ihre Interpretation überdenken und korrigieren und lernen so für Gegenargumente offen zu bleiben und ihre Sichtweise zu korrigieren (ebd.).

Theory of Mind ist der Inhalt der vierten Trainingseinheit und Patienten sehen dort zum Beispiel Gesichtsfotos und müssen Beruf, Empfinden etc. erraten, mit dem Ziel ihr Urteil in Frage stellen zu können und dass voreilige Interpretation häufig zu falschen Rückschlüssen führen kann (ebd.).

Das Gedächtnis wird in der fünften Trainingseinheit erörtert und bearbeitet darin mit Wiedererkennungsaufgaben, dass es sinnvoll ist, neue Informationen mit aufzunehmen um die Korrektheit der Erinnerungen zu prüfen (ebd.).

Zum zweiten Mal wird in der sechsten Einheit das Einfühlen, Theory of Mind II, besprochen, wobei Patienten sich in andere Menschen hineinversetzen müssen, um Informationen exakt zu verarbeiten (ebd.).

In der vorletzten Einheit wird das voreilige Schlussfolgern erneut aufgegriffen, zum Beispiel sollen Patienten während sie passende Titel für Gemälde aussuchen lernen, dass möglichst viele Informationen für Entscheidungen berücksichtig werden müssen (ebd.). Selbstwert und Stimmung bearbeitet in der letzten Trainingseinheit, dass es für negative Situationen Erklärungen gibt, die nicht dysfunktional ist (ebd.).

Nach der ersten Trainingseinheit erhält jeder Patient eine gelbe und eine rote Karte, auf der roten Karte werden Kontaktdaten notiert und auf der Gelben Karte drei Fragen ,,…Was sind die Beiweise?...", ,,…Gibt es andere Sichtweisen?...", ,,…Selbst wenn ich recht habe, reagier ich über?..." (Moeller & Moritz, 2015, S. 5). Die gelbe Karte soll Patienten im Alltag helfen sich zurechtzufinden, wenn sie sich wiedermal verfolgt oder gekränkt fühlen. Es bringt die kognitive Therapie in den Alltag und soll sich bei den Patienten festigen (ebd.).

3.3. Durchführung individualisierte Metakognitive Therapie+

Nachdem die Metakognitive Therapie auf Gruppensitzungen ausgelegt war, wurde die MKT+ für Einzelsitzungen erstellt, um individueller auf Patienten eingehen zu können (Moritz, Veckenstedt, Randjbar & Vitzthum, 2011). In den Gruppensitzungen wurde deutlich, dass jeder Patient individuelle Wahninhalte hat, unter anderen Symptomen leidet und nicht jeder in einer Gruppe über seine Situation offen sprechen möchte (ebd.). MKT+ ist eine individualisierte Form des MKT mit der gleichen Basis, das Denken über das Denken zu fördern (Moeller & Moritz, 2015). MKT und MKT+ ist individuell auch kombinierbar (ebd.).

Zu den bekannten 8 Trainingseinheiten kommen drei beim MKT+ hinzu (ebd.). 1.Beziehungsaufbau und Anamnese, 2.Krankheitsmodell und 3.Rückfallprohylaxe (ebd.).
In der ersten Trainingseinheit, Beziehungsaufbau und Anamnese, geht es darum eine tragfähige Beziehung aufzubauen (Moritz, Veckenstedt, Randjbar & Vitzthum, 2011). Das Krankheitsmodell beschreibt eine Trainingseinheit, in der es um das Vulnerabilität Stress Modell geht und darum ein Krankheitsmodell zu erstellen (ebd.). Sollte dieses Krankheitsmodell aufgrund verschiedener Gründe nicht vollendet werden, kann man dies offen mit in die nächsten Einheiten nehmen (ebd.).
Als letzte Trainingseinheit wurde die Rückfallprophylaxe hinzugenommen, dort geht es erneut um die Informationsvermittlung, Frühwarnsymptome werden identifiziert, Coping

Strategien besprochen und ein Notfall Plan für neue Schübe der Erkrankung erstellt (ebd.).

3.4. Kombination MKT und MKT+

Metakognitive Therapie und individualisierte Metakognitive Therapie+ kann kombiniert werden, muss aber nicht. Metakognitive Therapie + ist ein eine individuelle Verhaltenstherapie und baut nicht auf die Metakognitive Therapie auf. Die beiden Therapien sind nicht passgenau können aber gemeinsam funktionieren (Moritz, Veckenstedt, Randjbar & Vitzthum, 2011).

Bei Patienten die aktiv an der Gruppentherapie teilgenommen haben, können einige Blätter des MKT+ übersprungen werden um an bestimmten Punkten zu arbeiten (ebd.). Ebenso kann eine Kombination bei Patienten helfen, die an einer Gruppentherapie keine Anbindung finden, sich nicht trauen vor der Gruppe über ihre individuellen Symptome zu sprechen oder sich bei einigen Themen besser fühlen als andere Patienten in der Gruppe (ebd.).

4. Therapeutische Fallen

Die vorliegende Zusammenfassung wird zitiert nach Moritz, Veckenstedt, Randjbar & Vitzthum (2011) und bezieht sich MKT+, Individualisiertes Metakognitives Therapieprogramm für Menschen mit Psychose.

Es werden unter anderem sieben therapeutische Fallen beschrieben, die eine Therapie erschweren, aber mit Hilfestellung beherrscht werden können.

Der Wahn kann auch als Selbstschutz eines Patienten dienen und Patienten können auf den Wahn mit Depressionen reagieren, wenn dieser nicht mehr vorhanden ist. Patienten müssen in ihrer Kritikfähigkeit geschult werden um einfach Wahrheiten erdulden zu können. Nicht alle Wahnideen sind auch behandlungsfähig und solche sollen nicht in den Vordergrund gestellt werden, wenn sie auch keinen Leidensdruck erzeugen. Man sollte die Funktionalität des Wahns in der Therapie nicht ignorieren.

Als Intellektueller Aktionismus wird beschrieben, dass der Patient für alle Argumente auch Gegenargumente vorweisen kann und bei falschem rangehen die Therapie abbricht oder gar Wahninhalte verschweigt.

Bei geringer bis fehlender Krankheitseinsicht, mangelnder Distanz zum Wahn, kann man im Wahn argumentieren, aber auch deutlich klar machen, dass man Zweifel an den einzelnen Aussagen hat um nicht in den Wahn eingebaut zu werden und als Argument zu dienen sich vor anderen zu rechtfertigen (Therapeut XY ist derselben Meinung wie ich). Patienten sollten ernst genommen werden in ihren Symptomen, sonst macht sich ein

Gefühl des übermäßigen Normalisierens breit, bei welchem sich Patienten nicht ernstgenommen fühlen und es zu Therapieabbrüchen führen kann.

Kommt es in der Therapie zu distanzlosem Verhalten und zu persönlichen Fragen reagieren viele mit Distanz und Abgrenzung, viele Patienten zeigen sich aber fairer behandelt, wenn auch Therapeuten etwas Preis geben und Oberflächliches aus ihrem Leben erzählen.

Die Anzahl der Therapieblätter kann dazu verleiten, sich als Ziel zu setzen, diese stündlich abzuarbeiten. Nicht jede Stunde muss jedes Therapieblatt bearbeitet werden, eine rigide Sitzungsgestaltung ist nicht das Ziel. Der Fokus liegt auf dem Patienten und seinen individuellen Symptomen. Funktionelle Symptome oder die die keinen Leidensdruck erzeugen können unbehandelt bleiben und die Therapieblätter werden nicht bearbeitet. Ziel der Metakognitiven Therapie ist die Rückfallprohylaxe und Nachhaltigkeit. Um dieses Ziel zu erreichen und eine mangelnde Nachhaltigkeit zu vermeiden, wird die Therapie schriftlich festgehalten. Patienten werden dazu angehalten alle Blätter in einer Mappe zu sammeln, eigene Schriftstücke und der Notfallplan ebenfalls um alles außerhalb der Therapie Griffbereit zu haben. Mit Hausaufgaben nach jeder Stunde wird das bearbeitete Thema verdeutlicht und Rückfallprophylaxe betrieben.

Für die Metakognitive Therapie und die individualisierte Metakognitive Therapie gibt es keinen festgelegten Fahrplan, die Auswahl ist individuell und auf die jeweiligen Patienten zugeschnitten. Auch in besonderen Situationen, wenn Patienten ein Thema schon kennen oder nicht bearbeiten möchten, muss man in der Situation improvisieren können und auf ein anderes Thema umdenken können.

5. Methode

Für die Beantwortung der Frage: ,,Verbessert Metakognitive Therapie die alltagspraktischen Fähigkeiten Schizophrenie erkrankter Patienten? '', habe ich mich für die Literaturrecherche entschieden. Die Literatur habe ich der Bibliothek der Fachhochschule der Diakonie Bielefeld, aus eigenen Büchern und den wissenschaftlichen Fachdatenbanken für Pflege (unter anderem PubMed und Google Scholar) entnommen.

6. Ergebnisse

Anhand von Studien versuche ich die Frage zu klären, ob Metakognitive Therapie die Alltagsfähigkeiten Schizophrenie Erkrankter Menschen verbessert.

In der randomisierten Untersucher-blinde Kontrollgruppenstudie, Evaluation des Metakognitiven Trainings für schizophrene Patienten (MKT), von Veckenstedt, Bohn, Aghotor, Scheu, Pfueller, Rösch-Ely & Moritz (o.J.) erfolgte eine blinde Gruppenzuordnung, im Universitätsklinikum Hamburg Eppendorf und Universitätsklinikum Heidelberg, in einem Alter zwischen 18 und 65 Jahren und einem IQ über 85. Beobachtet wurde die Positive and Negative Syndrome Scale (PANSS), Psychotic Ratin Scales (PSYRATS) und voreiliges Schlussfolgern über eine Zeitraum von 4 Wochen beziehungsweise 6 Monaten (ebd.). In dieser Studie kam man zu dem Ergebnis, dass man die Metakognitive Therapie zur Standardbehandlung der Schizophrenie integrieren soll (in Verbindung evtl. mit MKT+) und dass es einen positiven Einfluss neben der medikamentösen Behandlung hat (ebd.). Es ergab einen deutlichen Rückgang der PANSS Symptomatik, sowie eine Reduktion der Wahnsymptomatik, zurzeit gibt es eine Studienverlängerung von 3 Jahren (ebd.).

Diverse Studien aus verschiedenen Ländern (Indien, England, Schweiz, Holland und Frankreich) zeigten ebenfalls eine positive Wirkung des MKT auf Schizophrene Patienten, diese Studien liefen allerding ohne Kontrollgruppe und haben deshalb nur eine geringe Aussagekraft (Moritz, Veckenstedt, Randjbar & Vitzthum, 2011).

Zu MKT+ in Verbindung mit MKT wurden im Rahmen einer randomisierten kontrollierten Studie 48 Personen begleitet (ebd.). Auch dort zeigte sich eine positive Wirkung auf die individuelle Symptomatik und auf die subjektive Behandlungszufriedenheit (ebd.). Dennoch haben die meisten Studien keine Kontrollgruppen und auch eine Langzeitwirkung wurde noch nicht kontrolliert überprüft (ebd.).

7. Diskussion

Diese Hausarbeit sollte aufzeigen, ob Menschen mit Schizophrenie durch Metakognitive Therapie in ihren Alltagspraktischen Fähigkeiten unterstützt werden können.

Menschen mit einer Erkrankung aus dem schizophrenen Formenkreis leiden unter diversen Beeinträchtigungen der Denkstile und kognitiver Prozesse (Moeller & Moritz, 2015). Neben der Medikamentösen Behandlung bei Schizophrenien, zeigt sich im vergangenen Jahrzehnt ein Umdenken in der Theorie, welches nach und nach auch in der Praxis Einzug findet (Moritz, Veckenstedt, Randjbar & Vitzthum, 2011). Die ganzheitliche Behandlung geht über die Symptombehandlung hinaus und soll ebenfalls die Lebensqualität erhöhen (ebd.). In Deutschland erhalten weniger als 5% der Patienten neben einer medikamentösen Behandlung auch eine verhaltenstherapeutische, dies hat verschiedene Gründe (unqualifiziertes Personal oder mangelnde Krankheitseinsicht des Patienten) (ebd.).

Studien zeigen vielversprechende Ergebnisse, die auf eine gute Wirksamkeit schließen lassen, sodass Menschen mit einer Schizophrenie von metakognitiver Therapie und individualisierter Metakognitiver Therapie+ profitieren können, im Hinblick auf eine Symptom Verbesserung (Rückgang des voreiligen Schlussfolgerns, Verbesserung der Wahnsymptomatik usw.) (ebd.). Patienten scheinen die Therapieform gut anzunehmen, weil sich diese auch individuell auf jeden einzeln anpassen kann.

Die Materialien sind fast selbsterklärend und im Internet kostenfrei verfügbar.

Mit dieser Hausarbeit sollte die Metakognitive Therapie und ihre Auswirkung auf Erkrankungen aus dem Schizophrenen Formenkreis präsentiert und hinterfragt werden. Gerade in der heutigen Zeit befasst sich die Psychiatrie mit einem ganzheitlichen Ansatz. Metakognitive Therapie kann eine medikamentöse Therapie unterstützen. Metakognitive Therapie zeigt sich als machbaren und wirkungsvollen Behandlungsansatz für eine ganzheitliche Therapie der Schizophrenie. Auf Grund fehlender Langzeitstudien ist dazu keine konkrete Aussage machbar und auch die derzeitigen Studien verliefen zum Großteil ohne Kontrollstudie. Dennoch zeigten behandelte Patienten eine positive Veränderung ihrer Symptome und Behandlungsbereitschaft. Es ist erkennbar, dass es ein großes Potential in der Entwicklung geben kann. Es besteht eine Tendenz, dass in MKT geschulte Patienten ihre Frühwarnsymptome besser einzuschätzen lernen und dadurch eine geringere Einschränkung in ihren Alltagspraktischen Fähigkeiten haben.

Eine Empfehlung wäre weiter im zu forschen, um zu beweisen, dass MKT und MKT+ auf lange Zeit die Patienten unterstützen kann in ihren Alltagspraktischen Fähigkeiten.

Literaturverzeichnis

Abderhalden, C. (2018). Pflegetheorie. Sauter D., Abderhalden C., Needham I., Wolff S. (Hrsg.), Lehrbuch psychiatrische Pflege, Bd. 3 (S.57-81), Bern: Hans Huber Verlag

Deutsche Gesellschaft für Psychiatrie und Psychotherapie, Psychosomatik und Nervenheilkunde e. V. (DGPPN) (2019). Epidemiologie. In Deutsche Gesellschaft für Psychiatrie und Psychotherapie, Psychosomatik und Nervenheilkunde e. V. (DGPPN) (Hrsg.), S-3 Leitlinie Schizophrenie. Gefunden unter https://www.dgppn.de/_Resources/Persistent/88074695aeb16cfa00f4ac2d7174cd068d0658be/038-009l_S3_Schizophrenie_2019-03.pdf

DGPPN (2006). Behandlungsleitlinie Schizophrenie. Reihe: S3 Praxisleitlinien in Psychiatrie und Psychotherapie, Band 1.S.21-141., Berlin Heidelberg: Springer

Grasberger, C. (2015). Aktivitäten des täglichen Lebens (ATL): Geschichte und Zukunft. Kinaesthetics Österreich: Fachtagung Traun 2015. In: Stiftung lebensqualität (Hrsg.) (2015): Lebensqualität. Die Zeitschrift für Kinaesthetics. Siebnen, Nr. 2: Verlag Lebensqualität. S. 46-47.

Hahlweg, K. (2018). Schizophrenie. In J. Margraf und S. Schneider (Hrsg.), Lehrbuch der Verhaltenstherapie, Bd. 2, 4. Auflage (S. 407-434). Berlin: Springer

Hammer, M. & Plößl, I. (2015). Irre Verständlich. Menschen mit psychischer Erkrankung wirksam unterstützen. Köln: Psychiatrie Verlag

Häfner, H. (2017). Das Rätsel Schizophrenie. Eine Krankheit wird entschlüsselt. München: Verlag C.H.Beck oHG

Korn, O. (o.J.). Metaognitive Therapie. Dipl.-Psych. Dr. Oliver Korn Praxis für Psychotherapie Groß Grönau(Hrsg.). Gefunden unter https://www.metakognitivetherapie.de/metakognitive-therapie

Lincoln, T. (2006). Kognitive Verhaltenstherapie der Schizophrenie. Ein individuenzentrierter Ansatz zur Veränderung von Wahn, Halluzination und

Negativsympomatik. Göttingen: Hogrefe Verlag GmbH & Co. KG Moeller, J. & Moritz, S. (2015). Metakognitives Training (MKT) für Psychose. Psychiatrie & Neurologie. 1/2015, S.4-9

Reuter, H. (2019). Pflege bei psychischen Erkrankungen. Pflege Heute (7 Aufl.). München: Elsevier GmbH, Deutschland

Simons, M. (2014). Gedanken und Überzeugungen werden überschätzt. In Namen des Karger Verlags (Hrsg.), Verhaltenstherapie Praxis, Forschung, Perspektiven (S.67-70).Freiburg: Karger GmbH

Veckenstedt, R., Bohn, F., Aghotor, J., Scheu, F., Pfueller, U., Rösch-Ely, D. et al. (o.J.). Evaluation des Metakognitiven Trainings für schizophrene Patienten (MKT): Eine randomisierte Untersucher-blinde Kontrollgruppenstudie. Universitätsklinikum Hamburg Eppendorf

WHO (2013). Deutsches Institut für Medizinische Dokumentation und   Information. Kapitel V Psychische und Verhaltensstörungen   (F00-F99). Schizophrenie, schizotype und wahnhafte   Störungen (F20-F29). https://www.dimdi.de/static/de/klassifikationen/icd/icd-10-gm/kode-suche/htmlgm2013/block-f20-f29.htm

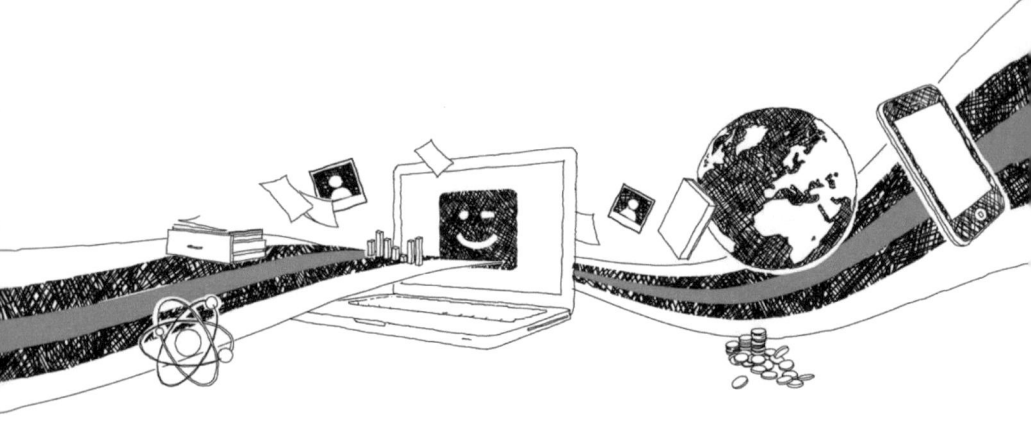
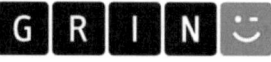